SABORES DE VIDA

SABORES
DE VIDA

DIEGO MARIN CHARRIS.,MD

I DEDICATE THIS BOOK:
Being universal I believe myself
To my mom, Electa
To my brother Gonzalo
To my brother, Felipe
Wonderful beings
Thank you

SABOR

Hermosa noche,

Aire de gozo rodeaba el ambiente,

Los aromas fluían de los seres y la
ciudad,

Luces y oscuridad llamaban mis
sentidos,

Era el momento del placer,

De soñar,

Dejarse llevar por los gustos,

Por el deleite,

Por el sabor.

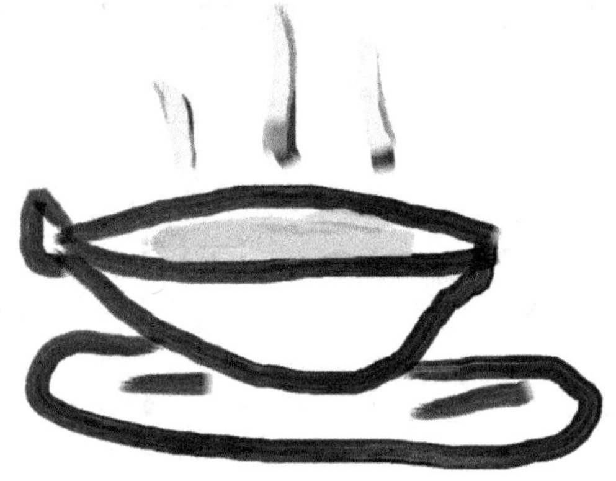

CONTENIDO

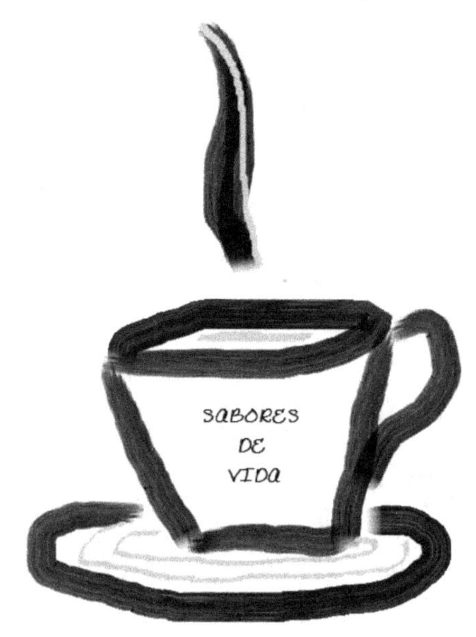

SABORES
DE
VIDA

INTRODUCCIÓN

Olvidamos los momentos más especiales de la vida, aquellos que nos dejan sin aliento, me refiero a los instantes en donde el gusto y la saliva explotan ante el contacto con los alimentos.

Desayuno, media mañana, almuerzo, media tarde, cena, trasnocho, picadas, entremeses, como se denomine el contacto alimenticio, debemos perpetuarlo en nuestra mente como ese espacio en donde la vida renace.

El ciclo de la vida es dependiente de la buena nutrición; de la variedad, de la presentación, de la calidad, de la frescura, de los alimentos que ingerimos.

Si la esencia de la existencia es interdependiente de la percepción de estos instantes, e ingredientes, resaltarlos eleva la vibración del ser, y nos conduce a vivir los **sabores de la vida:**

Goce

Satisfacción

Agrado

Gusto

Deleite

Complacencia

Disfrute

Entretenimiento

Dicha

Regocijo

Diversión

Alborozo

Delicia

Increíble

Excepcional

Espectacular

Maravilloso

Extraordinario

Sublime

Asombroso

LA INVITACIÓN

Mi esplendorosa prima Jacqueline me invito a pasar unas deliciosas vacaciones en su lugar de residencia, me prometió siete días de placer culinario y gastronómico, con todos los gastos incluidos, y por lo tanto no pude resistir el plato, una bella mujer de compañía y multitud de sabores, colores, texturas, aromas, gustos.

La ciudad de Jacky es cosmopolita, su vida nocturna comienza a las diez de la noche, la bohemia circundaba los alrededores, una zona céntrica destaca el servicio de restaurantes, otra de pub, y más allá, discotecas de moda y bebida.

La idea del viaje era visitar uno a uno los más destacados lugares de comida especial y variada, local e internacional, que Jacky seleccionaría de acuerdo a su buen gusto, para que yo retroalimentara la experiencia y diera mi mejor opinión.

Me agrado el concepto y dispuse todo mi ser a vivir cada momento, como si fuera mi última cena, bien un poco extremo el decir, pero, ustedes comprenderán en pocas ocasiones se tiene tanta fortuna, sin embargo, si lo deseas lo tienes.

Mi prima conocedora del tema, me tenía guardada toda una gira que iniciaba desde su propia cocina; desde el comienzo solamente me pidió mi colaboración y mente dispuesta; condición a la que no opuse reparo.

Le asegure, que estaba presto para aprender desde lo básico, si ese fuese el caso.

PRIMER DÍA

(En la noche)

El tour gastronómico como ya dije inició en su apartamento en donde fui hospedado con todas las comodidades, incluida una espectacular cocina.

Para mi primera práctica escogió recordarme lo elemental del proceso culinario, me llevo a su cocina, bellamente diseñada y bastante funcional, destacaba por su aseo y el orden, típico de un excelente chef diría.

Me recordó que una buena vida va ligada necesariamente a los alimentos que consumamos, y en adición a su preparación y presentación para manifestar el agrado al ser.

Destaco, que una excelente guía la constituyen los colores y los aromas, en el mundo natural.

Por eso, decidió enseñarme los ingredientes y demás elementos importantes para ella en su cocina:

El aceite ideal debe ser el de oliva extra virgen y orgánico me aseguró, yo lo utilizo para aliñar, saltear, adobar, freír, asar; si la cocción es prolongada lo combino con algo de aceite de girasol y pare de contar.

Las hierbas de olor son la esencia de mi existencia, vivo con sus aromas, me encantan el cilantro y el perejil, la albahaca y el romero, tiemblo de recordarlos.

Sal y pimienta en su propio recipiente, son los condimentos que alejan la tristeza y el dolor, sirven para determinar el nivel de vibración en el que estamos cada día cuando lo agregamos a las preparaciones.

Tomate, cebolla junca, larga, cabezona roja y blanca, ajo y pimentón son ingredientes fundamentales para complementar salsas, guisos, estofados, ensaladas, y presentaciones.

Siempre tengo a mano papas en todas sus presentaciones, vegetales, verduras verdes, amarillas, rojas, Brócoli, arvejas, zanahoria, habichuela, rábano, acelga, coliflor, espinaca, apio, y lechuga.

Y Algunas frutas, fresas, uvas, manzana, naranjas, melón, melocotón, limón, y lima esencialmente.

Nunca olvido almacenar un vino blanco, uno tinto, vinagre de frutas y balsámico; salsas inglesa, negra y soya.

Mis utensilios son muy variados, me encantan los colores de los sartenes antiadherentes, de los cuchillos, de las ollas de acero inoxidable, de las tablas de corte, de moldes, pinzas, cucharas, peladores, escurrideras, ralladores, morteros, platos, loza en general.

El orden, el aseo, la limpieza, la decoración, los equipos de refrigeración y almacenamiento hacen de este lugar el espacio central de mi vida, espero sea igual la sensación y emoción para ti.

En la cocina, siempre debes asear tus manos, lavar los ingredientes de las preparaciones, cocinar con la técnica y el tiempo ideal.

No olvides primo, nuestro cuerpo ordena a diario la carta de alimentos que requerimos para sentirnos sanos, fuertes, vigorosos, alertas, entusiastas y alegres.

Esta carta natural a su vez es la bitácora nutricional perfecta, un sin igual equilibrio entre lo ácido y alcalino, que asociada a los sentidos nos permite escoger y seleccionar los platos que consumimos en restaurantes y establecimientos similares.

Algunos chef de manera coloquial afirman, "si sabe bien" está listo para consumirse.

Jacky excelentes sugerencias, casi siempre las uso.

Esta noche será nuestra primera degustación, y los dos vamos a cocinarla, ¿Te parece?

Excelente sorpresa prima.

Manos a la obra, preparemos unas deliciosas hamburguesas caseras, para ello debemos hornear el pan, tú me ayudas con el amasado, los ingredientes ya los tengo pesados y medidos (Agua 100%, Harina 100%, azúcar, huevos, vainilla, leche en polvo, levadura fresca, malta, margarina, sal, semillas de sésamo).

Primo eres excelente panadero, que bollos tan espectaculares, dejémoslos reposar, y luego los horneamos por quince minutos a 200 grados centígrados, de acuerdo.

Ahora vamos a cocinar nuestras hamburguesas, carne, cerdo y chorizo, una mezcla deliciosa, con sal, ajo y pimienta, grillémoslas con aceite de oliva.

Al pan le agregamos mostaza, queso provolone, brotes frescos, y fritura agridulce.

La acompañamos con papas chips crujientes y una limonada natural.

Disfrutémosla, escuchando música de relajación.

¿Cómo te pareció todo? Fascinante, tu comida gourmet especial.

Hace algún tiempo que no disfrutaba de tan amena compañía y del gusto de cocinar acompañado, platos tan sencillos y tan deliciosos, la integración hace que la felicidad sea plena, me siento cómodo y agradado, te luciste Jacky como es tu costumbre a lo largo de la existencia que Dios te ha dado, muchas gracias.

Ok, a descansar, mañana tenemos otra cena especial en un restaurante asiático primo.

Goce
Satisfacción
Agrado
Gusto
Deleite

SEGUNDO DÍA

Al despertar el clima era estimulante, luego del baño, me dirigí al comedor y encontré una nota:

"Primo el desayuno está preparado, revisa la cocina, nos vemos al medio día."

Me esperaba un yogurt descremado con muesli y mezcla de melocotón y fresa en porciones iguales.

Dos rodajas de pan integral con semillas de sésamo.

Un budín de espinaca (huevos, aceite, queso parmesano, leche, espinacas, mantequilla, tocineta, sal y pimienta en cantidad necesaria).

Jugo fresco de naranja.

Tanta energía y vitalidad me produjo esta indescriptible combinación, que termine escribiendo mis relatos durante dos horas sin el menor cansancio, y en total concentración.

Tuve la fortuna de que el condominio de Jacky tenía piscina, fui y nade por cuarenta minutos, compartí el espacio con varios vecinos del lugar, gente amable y espontanea de mayor edad que yo.

Al regresar de su trabajo (diseñadora de interiores) mi prima, decidió descansar antes del almuerzo, periodo que aprovechamos para comentar lo sucedido esa mañana.

Para el almuerzo primito, vamos a consumir algo muy delicioso pero sencillo, el plato fuerte será en la noche; te voy a preparar una pizza de la casa con quesos, la masa ya la tengo lista (Harina, manteca, levadura, agua y sal).

- La cocción es rápida, diez minutos a 250 grados, así que no te preocupes por el tiempo.

- En absoluto, esta semana el tiempo es indiferente para mi existencia, es mi luna de miel, soy el protagonista del guión.

La tabla de quesos incluirá parmesano, ricotta y mozzarella.

Para la base una capa de aceite de oliva, sal y pimienta, crema de leche, ajo, manteca, nuez moscada y queso rallado, en el último momento le agregó unas aceitunas sin semilla que agregaron alto valor al producto.

Y de bebida acompañante un té helado.

- Me estás consintiendo mucho y apenas es el segundo día de esta experiencia excepcional Jacky.

- Eso fue lo que te prometí y debo cumplirlo.

- Estoy satisfecho.

- ¿En la tarde trabajas?

- Usualmente asesoro y visito clientes en esta jornada, hoy solamente atenderé a una sola, y volveré a las cinco de la tarde para prepararme para la cena.

- Perfecto, voy a descansar durante una hora, la siesta me reconforta es un hábito que aprendí de mi padre, y no lo he podido abandonar por sus beneficios, y luego terminare de relatar un cuento corto, me falta poco para elaborar un compendio.

Así acordamos.

Esa tarde fue muy especial, mientras dormitaba, un sueño halago a mi mente, me recreaba en las playas del mar, y recostado sentía la brisa, las ondas de calor, la plenitud del sol, y la humedad del mar en las plantas de mis pies.

Durante la tarde, redacte mi relato corto de misterio, y aproveche para dar una vuelta caminando por un parque cercano, la meditación se apodero de mi ser durante media hora en una banca de la vecindad.

Cuando retorne al apartamento mi prima ya se encontraba allí, estaba en pantuflas y pijama.

Me saludo muy afectuosamente.

- Primito te provoca un tiramisú con leche descremada.

- Fantástico así recupero la energía de mi paseo.

Mientras degustábamos el postre, nos contamos y actualizamos sobre sucesos cotidianos de nuestras existencias, pasaron casi dos horas de esta amable vivencia.

Luego nos vestimos adecuadamente y a las nueve y media salimos para el restaurante asiático.

Cuando arribamos el sitio, este era impactante, toda la arquitectura clásica se reflejaba en su entrada e interiores, las mesas al nivel del suelo me recordaban las visiones de película y las geishas.

El restaurante ofrecía gran variedad de platos de toda Asia, lo cual me parecía impactante.

Dispuestos a probar de todo, comenzamos la experiencia bebiendo unas copas de Nihonshu (Sake), un alcohol derivado del arroz, bastante amargo por cierto, ideal creería para abrir el apetito.

Mientras bebíamos, recordábamos la última vez que nos habíamos encontrado, varios años atrás, estábamos estudiando diseño gráfico, para mí una curiosidad, para mi prima un elemento de utilidad para su desempeño profesional.

Sin haberlo solicitado, como un valor agregado de la casa, nos ofrecieron un Roti Canai, un pan plano malayo, preparado con harina, huevo, agua y manteca, para acompañarlo nos ofrecieron las versiones salada (taza de curry de lentejas) y la dulce (una taza de leche condensada).

Reíamos, al saborear el pan con la leche, el empalago nos llevaba al ensueño del dulce.

Para contrastar solicitamos nos trajeran una sopa de nido de ave, obra de arte culinario de china y Tailandia, se acude a los nidos de aves especiales, que se agregan a caldo de pollo, pechuga, huevo, algo parecido a la pasta, papa, jamón, su textura gelatinosa, escaso sabor, le atribuye propiedades medicinales y afrodisíacas, de allí su alto valor económico.

No podíamos irnos del restaurante sin probar el famoso pato laqueado a la pekinesa y un Halloumi a la Plancha con Kimchi Salteado.

Para finalizar, un postre loco de Taiwán que incluía según la carta gourmet, jalea de hierba, trocitos de batata, calabaza, azúcar de palma y hielo picado.

No pude dejar de abrazar y besar a mi prima para agradecer tales delicias antes de salir del restaurante.

Caminamos un rato por el centro de la ciudad.

Estaba iluminada, las calles llenas de transeúntes sonriendo y divirtiéndose, era un espectáculo sin igual.

Nos sentamos por un momento en un bar cuyas sillas colindaban con la calzada, bebimos un par de copas de vino, solamente observando el paso de la gente, era un viernes de pasión, de dicha.

Tomamos un taxi para ir al apartamento.

Sentados en el sofá recordando lo sucedido tomábamos un expreso espumoso delicioso.

Una de las ventajas de contar con una mujer a la cual le encanta la vida, la cocina, y sus placeres agregados.

Al poco tiempo, sin notarlo nos fuimos durmiendo en el sofá.

Me desperté en la madrugada con una colcha encima de mí, Jacqueline ya se había retirado a dormir, seguí el mismo camino.

Deleite
Complacencia
Disfrute
Entretenimiento
Dicha
Regocijo
Diversión
Alborozo

TERCER DÍA

Me levante un poco tarde a eso de las diez de la mañana, aún somnoliento observe en el balcón a mi prima miraba la calle y su dinámica corriente, mientras paladeaba una ensalada de frutas (fresas, banano, manzana, pera) en trocitos, con leche descremada, y algo de hojuelas de maíz, me ofreció una cucharada, la mezcla estaba deliciosa.

Primo me dijo, tenemos en frente un fin de semana lleno de posibilidades, hoy el plato fuerte es de la Argentina y mañana un exquisito momento francés, ¿Qué opinas?

No tengo palabras, desde ahora mi imaginación me lleva a sentir la boca llena de saliva, estoy feliz con la idea.

Hoy el desayuno es tradicional, tipo americano, hagámoslo juntos.

- Perfecto.

-Recuerda el desayuno es fundamental para la jornada de vigilia, nos debe aportar hasta un veinticinco por ciento de la energía diaria, y si lo queremos tradicional debería contener buena cantidad de proteínas, carbohidratos y grasa en moderada cantidad.

Primero preparemos los panqueques (huevos, harina, leche, azúcar, mantequilla, sal y pimienta), dos para cada uno.

- Exprime las naranjas.

- El café con leche ya lo prepare, y esta calientito.

 - Prepara las papas fritas, ya las saque de la nevera están a temperatura ambiente listas para cocer.

Las tocinetas también están listas.

Y para el final los huevos fritos, dos para cada uno ¿Te parece? OK.

A servir.

- Un vaso de jugo de naranja para cada uno, tostadas, mermelada de fresa y un trozo de mantequilla.

- Dos panqueques como porción, el sirope lo usas si deseas, a mi no me gusta mucho.

- Huevos, tocineta, papas fritas.

- Y la taza de café con leche.

- A comer.

- ¡Que delicia!

- Prima por la hora casi estamos almorzando.

- Si nos cogió la tarde.

- Te propongo me acompañes al supermercado, a eso de las tres de la tarde comemos algo frugal, una Ensalada César por ejemplo, tengo mi receta propia.

-Hagámoslo.

Fuimos al mercado de la vecindad, un establecimiento muy especial, diferente a lo corriente, los productos de primera categoría y a un precio justo, dispuestos en sus canastas, bien organizados, frescos, y variados.

Fácilmente compramos todos los ingredientes para la receta particular de la ensalada propuesta por mi prima.

Escogimos, lechuga romana, aceite de oliva extra virgen orgánico en una presentación pequeña solamente para la ensalada, dos brotes de ajo, mostaza Dijon, un sobre de pimienta negra, pechuga de pollo, algunos huevos, queso roja, aceitunas, alcaparras, tomates cherry.

Aprovechamos la ocasión para comprar un mercado adicional para los siguientes días.

Llegamos al hogar, y mi prima en su proceso de enseñanza me indico las tareas que debería desempeñar, limpiar, almacenar y guardar cada alimento e ingrediente en su lugar, incluso los elementos de aseo.

Me indico que la preparación de la ensalada era muy sencilla.

El primer paso consistió en lavar los ingredientes y disponerlos en orden "Mise en place" en la jerga culinaria internacional.

Emplee una tabla de picar, y varios recipientes, es decir, por ejemplo, las aceitunas las coloque en un tazón pequeño de cristal; las lechugas lavadas y desinfectadas en otro sitio separadas, el aceite de oliva en otro recipiente y así sucesivamente con cada ingrediente.

Luego en un bol grande de acuerdo a las indicaciones de Jacky dispuse las hojas de lechuga romana de manera radiada, las humecte con jugo de limón; troce la pechuga previamente cocinada al vapor en cuadros de dos centímetros aproximadamente en volumen, y los esparcí por el recipiente; agregue a la preparación los tomates cherry cortados en mitades; igual actividad con las laminas de cebolla roja; los huevos duros pre-cocidos los corte en piezas y los adicione a la preparación; además aceitunas, alcaparras, ajo machacado; mezcle jugo de limón, mostaza Dijon y aceite de oliva en una salsa que se adiciono a la ensalada revolviendo el contenido, y finalmente, salpimenté al gusto y en cantidad necesaria, rallando queso por encima y trocitos de pan.

El resultado fue espectacular y delicioso, nos servimos en dos platos propios para la ocasión y una copa de vino blanco.

A las cinco de la tarde terminamos de almorzar, nos acomodamos a ver una película de amor sin mucho drama (Holiday con Cameron Díaz Jude Law), comiendo palomitas de maíz y jugo de mora recién preparado.

A las nueve de la noche nos alistamos para salir, y nos fuimos para el reconocido restaurante la

"Pampa", era la noche de la gastronomía argentina y las carnes las estrellas del momento.

Afortunadamente reservamos nuestros puestos, pues, el lugar estaba lleno.

Nosotros en el camino ya teníamos en mente los platos que íbamos a degustar, y teniendo en cuenta la congestión del restaurante fue una excelente estrategia.

Pedimos de plato fuerte Ojo de bifé, acompañado de espárragos al horno, papas aplastadas y provoleta y una botella de Vino Blanco (Chardonnay).

Luego de cuarenta y cinco minutos teníamos las viandas generosamente dispuestas en la mesa; la música ambiental de la típica ranchería argentina, y el buen ambiente de los comensales nos permitieron pasar dos fascinantes horas de goce.

Cuando salimos para la casa, yo saltaba de la alegría por las calles, mi prima era asidua comensal del sitio por eso ella no estaba tan excitada, pero comprendía perfectamente mi entusiasmo.

A media noche llegamos al apartamento, quede adormecido en el intento de ponerme la pijama, Jacky comprendió mi natural respuesta.

Durante la cena habíamos convenido que el domingo nos saltaríamos el desayuno y pasaríamos a un almuerzo casero pendientes de la cena francesa en la noche.

Regocijo
Diversión
Alborozo
Delicia
Increíble
Excepcional
Espectacular

CUARTO DÍA

Como era de esperarse nos levantamos tarde y nos fuimos a leer en la piscina, cada uno con su plato de cereales.

Nadamos media hora jugando como niños, leí parte de mi obra favorita "No te fastidies a ti mismo" de un autor independiente maravilloso Diego Marín Charris, y mi prima un libro gráfico de diseño de interiores.

Jacqueline se adelanto, quería darme una sorpresa con el almuerzo casero, me pidió que subiera pasada hora y media; y así lo hice.

Me esperaba un exquisito pollo en leche.

Mientras almorzábamos me refirió Jacky la preparación de tan espectacular plato.

Las piezas de pollo, perniles completos, se lavan, secan y se encostran con la mezcla de harina, pimienta y sal al gusto.

La cebolla roja se carameliza con mantequilla.

En el mismo sartén se mezcla más mantequilla, aceite de oliva y se doran las piezas de pollo.

Luego se adiciona leche, laurel, y la cebolla, se deja cocer durante media hora a fuego lento, se espesa la cocción agregando harina de la costra del pollo y agua, sal en cantidad necesaria adicional.

El plato se acompaña con Lechuga y cebolla junca, calabacín, sal pimentada con aceite de oliva y salsa de soya. Y una copa de arroz blanco al vapor.

Después de almorzar me di cuenta del momento de intimidad que me había regalado Jacky, se lo agradecí con un beso y un abrazo.

La tarde la dedicamos a escuchar música relajante, comer postre de natas, y a recordar viejas historias personales y familiares.

Jacqueline me relato la historia de su último amor, cinco años de vida con un hombre mayor, y divorciado, cuando planeaban casarse un accidente se llevo a su novio.

Jacky conocía a mi familia, mi esposa e hijos la adoran y extrañan.

Nos recostamos a ver fotos de sus últimos diseños de interiores, se destacaba un collage retro de un apartamento para una estrella de cine mexicano, fabuloso.

En ese interludio le pregunte sobre su gusto por la cocina y el proyecto de abrir su propio restaurante, idea que me llamaba la atención para invertir algunos ahorros.

Me comento al respecto:

Ya son cinco años con la idea en mente.

Un restaurante para unas treinta sillas es mi meta, con un bar adicional de alta calidad en bebidas y cocteles.

El diseño del local e instalaciones ya lo hice, esta semana lo discutimos.

La comida gourmet de autor seria mi fuerte, ya sabes la creatividad es mi esencia.

El diseño sería una mixtura entre lo tradicional y lo contemporáneo sin excesos en los extremos. Algo casero, integrado a lo internacional de confort sin olvidar las mini-porciones y lo informal.

Ya tengo una lista de platos, y un presupuesto básico, para la inversión y una puesta en marcha, con publicidad y dos años de prueba.

No descarto ganarme una estrella Michelin, claro está.

Tu apoyo sería una gran ayuda.

- Gracias por preguntar.

- Con todo gusto.

¿Éste placer, esta preferencia de donde nacieron?

La gente, la diversión, el servicio y la variedad, son connaturales a mi ser, eso resume mi gusto por la comida, integra estas aristas de mi personalidad.

Los clientes, la sonrisa, la satisfacción, la variedad de los platos, la creatividad, la diversidad de productos y opciones, las técnicas, la movilidad son en conjunto momentos de diversión que hacen de la vida un proceso agradable, y eso me fascina.

Gastronomía como el género que estudia la comida, y el arte culinario como una rama de este saber para la preparación de estas, suman y confunden la afinidad que completa mi ser, el diseño de interiores me complementa.

- Me encanta dialogar contigo Jacky, tienes rasgos de personalidad muy definidos, similares a la protagonista de mi libro "Eres superpoderosa: Emma."

Es hora primo de arreglarnos para salir.

-Estoy preparado.

Nuestra cita para cenar era en el afamado "Bastille" restaurant.

Dispuestos a gozar una cena llena de calorías, Jacky destapo su gusto por la comida francesa.

Pidió de entrada, una Soupe à l'oignon, y para mí un Bisque de Homard, con sus respectivos Croissants.

El restaurante ofreció una canasta de Volau vent duchesse, de pollo para integrar la mesa junto con un Savignon que la casa selecciono para el disfrute.

De plato fuerte solicitamos CassouletLes y cuisses de grenouilles Crème.

y finalmente de postre, un brûlée y un Tiramisu.

Cuatro días de agrado no podían integrarse de mejor manera, los platos franceses se destacaron en su culinaria tradicional.

El establecimiento ofrecía un plato fuerte de medianoche, una joven cantante interpretaría el rol de la famosa Edith Giovanna Gassion, conocida por su nombre artístico Édith Piaf.

Me volví a enamorar de la vida después de este momento, mi prima lloraba apasionadamente.

¡Qué domingo tan increíble! Exclamé. No cruzamos palabra en el camino a casa, era comprensible nuestras emociones estaban a flor de piel.

Nos dimos   un tierno abrazo y acostamos a soñar.

Antes de conciliar el sueño agradecí a la vida por esta invitación.

QUINTO DÍA

Jacqueline se levanto temprano para hacer su rutina de ejercicio semanal (Lunes, Miércoles y Viernes) entre 5 y 6 a.m.

Desayuno licuado de avena natural y frutas de temporada, y salió a su oficina para atender a dos clientes.

Dejó una nota en la pared de la nevera, indicándome que el desayuno era libre y podía acudir a cualquier ingrediente, "La cocina es tuya".

Aproveche la oportunidad de experimentar y aprender algo del arte culinario, mi corazón me atrajo la receta de mi abuela paterna, un plato típico llamado "Changua".

Para el efecto, fui integrando la fórmula paso a paso:

Procedí a pelar y lavar cuatro dientes de ajo y un trozo de cebolla larga picado, los macere, los puse en un caldero a freír con aceite de girasol evitando la sobre-cocción, luego le agregue dos tazas de agua, cuando hirvió sume una taza de leche, y con cuidado dos huevos para que se cocinaran pochados, adicione sal en cantidad necesaria, lavé y pique una pizca de cilantro que incorpore a la preparación dejando hervir.

Algunos comensales, no era el caso de mi abuela, le sumaban a la preparación trozos de pan francés picado.

El plato de Changua se acompaña corrientemente con una cacerola de huevos revueltos con cebolla larga, tomate picado y sal.

Completa el plato un jugo de naranja, croissant, y un pocillo de chocolate o milo®, yo escogí milo® caliente.

Recordar es vivir dice la tradición, pues, a mí me sucedió, luego de concluir y consumir tan delicioso desayuno, retorne en pensamientos y sensaciones a donde mi abuela, me emocione mucho después de mi propia clase de culinaria, alcanzando tal grado de energía que me lance a escribir de inmediato.

Y el tema me surgió de esta gratificante vivencia, escribí durante dos horas, el bosquejo ideográfico de un interesante documento, en dónde pretendía explicar la razón por la cual los seres humanos del planeta no se experimentaban tan gratificados como yo en este momento, y por el contrario se dedicaban a comprar sin justificación enormes cantidades de bienes en un día sin IVA, olvidando sonreír y permaneciendo en estado de enojo constante.

El proceso me arrojo un entendimiento general del dilema, para mi nueva creación literaria.

A medio día llegó Jacky muy contenta, sus clientes estaban felices con las propuestas que les presentó, uno de ellos abonó el cincuenta por ciento del proyecto.

- Felicitaciones primita.

- Gracias.

¿Bien que desayunaste?

- Me prepare tremendo desayuno con Changua.

-Jaja, excelente idea.

Para el almuerzo, te voy a preparar una deliciosa Lasagna de carne con espinaca en salsa Bechamel.

- Deliciosa.

-La pasta la acabo de comprar en una tienda italiana especializada en el tema.

- Primo calienta un poco de agua, en aquella olla grande, mientras hago la salsa.

- Acompáñame todo el proceso por favor.

- De acuerdo.

La preparación de la salsa es muy simple, agregamos mantequilla a la harina mezclamos los dos ingredientes, y después leche caliente, revolvemos hasta espesar, condimentamos con sal, pimienta, nuez moscada.

El relleno es más simple aún, picamos cebolla cabezona blanca, ajo rallado, le agregamos aceite de oliva y sofreímos por unos minutos, luego le sumamos la carne molida hasta sellarla completamente; para no perder el gusto al sartén le agregamos algo de vino blanco y le sacamos el sabor, eso que llaman los expertos desglasar.

Para el armado, tengo este molde especial, que nos permite crear varias capas.

En el fondo agregamos manteca y salsa de tomate espesa en cantidad suficiente para facilitar la extracción, colocamos una capa de la pasta que has venido trabajando con el agua caliente.

Rellenamos en varias capas con carne, salsa de tomate, salsa bechamel, espinaca, jamón y mozarella.

En la capa final y superior, agregamos, desglasado, salsa

Bechamel y mucho queso rallado parmesano.

Vamos al horno por 12 minutos, a 190 grados, y así coge ese hermoso color amarillo tostado del gratín.

Vamos a comerla acompañada de tostadas y vino cabernet sauvignón.

Ya te había hablado del proyecto de restaurante, la arquitectura e interiores, aprovechemos este espacio para que conozcas los diseños.

Diseños hermosos prima, tan exquisitos como tu lasagna, se aprecia tu sello.

La tendencia es contemporánea, excelentes colores, disposición, ergonomía, y estética.

Solamente falta una buena campaña de marketing y éxito total.

En mi opinión yo no modificaría absolutamente nada.

-Solamente debo felicitarte, estoy listo para la inversión.

-Muchas gracias por tus comentarios y apoyo.

 A mí también me encanto la lasagna. Estoy feliz.

¿Cuál es el plan de hoy Jacky?

Un poco más moderado, los lunes, me gusta ir a cine, vamos a un estreno matutino, y después a gozar de lo lindo con una paella valenciana de carnes. ¡Qué tal! Excepcional.

Alistémonos, falta una hora para el estreno, Volver a vivir se llama la película, de amor claramente.

- Vives en un sitio muy bien ubicado, estas cerca de todo, ¿Este cinema es nuevo, cierto?

-Así es, me encanta venir los lunes porque está desocupado, y los estrenos siempre coinciden.

- Y lo mejor de todo es que el restaurante la "infanta María" se encuentra a pasos de aquí.

- Bien, veamos el estreno.

Pasamos hora y media de entretenimiento y risas, la protagonista se enamoro de su mejor amigo y solamente se casaron cuando eran mayores.

- ¿Te gusto la película Jacky? si, ese es el género que más veo, amor y comedia, sueño en cada film.

Vamos al restaurante.

Primo este es uno de los lugares que más visito, por lo menos una vez al mes ceno una paella de cada variedad.

Por eso te recomiendo una variedad de la valenciana, la de carnes (pollo, cerdo, res, cordero, jamón) puro azafrán, y arroz.

El plato se sirve en cazuelas personales grandes, y la comida es abundante, y como es la especialidad en veinte minutos la tenemos en la mesa.

Una pareja baila flamenco espectacularmente todas las noches, ya lo verás.

Como lo anuncio mi prima, el plato destacaba, típico, exquisito, abundante, aromático, y a muy buen precio.

El espectáculo de bailadores me dejo perplejo, me trasladaron a las calles españolas y a su tradición ancestral.

El chef principal nos atendió en la mesa, fue muy atento con los comentarios que cruzamos, llevaba en el país cinco años, y la gente lo adoraba según nos dijo. Estuve de acuerdo con la opinión de sus clientes.

La sangría nos puso eufóricos, pasamos un lunes de fiesta a todo taco.

Nos descaramos, de común acuerdo, decidimos llevar para la casa una variedad de tapas vegetarianas que nos alegraron la madrugada de ese quinto día.

Delicia
Increíble
Excepcional
Espectacular
Maravilloso
Extraordinario
Sublime
Asombroso

SEXTO DÍA

Jacky lo tenía todo muy bien planeado, sabía que el martes era festivo, por eso nos trasnochamos sin ningún remordimiento, yo no lo sabía me entere hoy.

Cuando me desperté quede gratamente sorprendido, un desayuno mexicano típico me estaba esperando, mi prima tenía un sombrero de charro que la adornaba, lo cual me hizo reír mucho durante media hora.

Huevos rancheros al estilo Jacky era el plato seleccionado.

Tortillas de maíz, huevos fritos, chile, carne molida, fríjoles fritos, tomate, cebolla, aguacate, perejil.

Me derretí, el picante mexicano siempre me ha encantado; la limonada granizada cumplió el contraste deseado.

El sol asomaba con todo su esplendor, y la playa era el destino escogido, nos fuimos en un carro alquilado.

Ya nos esperaban, carpa, silletas, pasabocas, toallas, masajistas, cóctel de camarones, y más tarde pargo rojo frito con arroz de coco para el almuerzo, llenaron la jornada.

Veinte minutos de exposición al sol más una hora de natación, y el apetito estaba dispuesto para dichos manjares.

Antes de volver al apartamento nos tomamos unos tequilas en un bar cercano para prepararnos de antemano ante la suculenta comida nocturna que nos esperaba.

Fatigados de la jornada y con el antecedente del trasnocho, nos acostamos a reposar dos horas antes de salir de fiesta mexicana.

Nos recogieron a las siete de la noche en una rumbera, un bus de turistas, adornado con detalles típicos, música y bebidas.

Nos desembarcaron en el restaurante "Coyoacán" una mezcalería moderna, que ofrecía bebidas, y gastronomía típica mexicana.

El tequila nos disparo los sentidos y comimos de todo un poco.

Comenzamos con totopos y guacamole.

Mientras escuchamos música de mariachis en vivo, degustamos un mix de miniporciones de tacos de asada, enchiladas, fajitas, quesadillas y burritos.

Más tequilas hacían del ambiente un aire cálido que incrementaba el placer, la clientela gritaba y saltaba con mayor intensidad a medida que la noche avanzaba.

Nos acercábamos al plato fuerte de la noche y el pozole rojo era el platillo previo obligado, con su maíz cacahuzintle y pollo, lleno las expectativas.

Para despedir la noche de mariachis y fiesta nos decidimos por unas generosas porciones de lechón al horno y pico de gallo.

Un poco ebrios, a la una de la mañana nos despedimos del establecimiento y de nuestros casuales amigos, sin dudas nos fuimos a descansar, reposando previamente con unos te helados de limón.

SÉPTIMO DÍA

La interminable serie de sucesos que conforma la existencia humana está repleta de pequeños, pero relevantes instantes que nos acercan a la felicidad.

Esta semana no se alejaba de este juicio, integrar tantos de estos momentos en total relajación en un periodo corto elevo mi percepción vital, en todos mis sentidos.

La experiencia se incrementa cuando los seres humanos expresan su ser sin restricciones, y sus facultades superiores se magnifican para el servicio de los demás.

Así he sentido, percibido y vivido esta semana de sabores de vida, como seguramente usted ha presenciado en su día a día.

Mi querida prima Jacqueline conformo esta idea y la hizo patente en nuestras existencias.

Este último día de creación gastronómica y culinaria no fue inferior en absoluto.

La comida de autor internacional a su manera cerró con broche de oro esta fase de mi vida.

Me despertó temprano para que la acompañara a su práctica física, una hora de aeróbicos intensos guiados por video.

Era el día de los Sandwich, de los emparedados curiosos, me armo uno especial con pan brioche, dos tajadas de jamón serrano, una capa de aguacate, una tajada de queso descremado, tomates secos, y un huevo finamente pochado, además de papas en forma de fosforito, todo cubierto por una fina capa de aceite de oliva.

Acompañado de granizado de melocotón. Para ella, el plato fue el mismo, pero el granizado era de fresa.

Nos pasamos la mañana analizando el presupuesto para su negocio de comida, hice mis aportes, sugerí el monto de mi inversión, y la de otros posibles candidatos para apoyar el emprendimiento.

Elaboramos una carta de intención, y un acta de nuestra primera reunión, quedamos pendientes para una segunda en un mes, una vez estudiados los números por un experto en la materia.

Terminamos la tarea a las dos de la tarde, pero eso no fue obstáculo para crear un tremendo bufet de almuerzo, era la tarde de las mini-porciones, bajo la modalidad de autor.

De entrada, tostadas francesas con cebolla blanca caramelizada y gelatina de remolacha y zanahoria.

Mini hamburguesas de queso rockefort, carne de cordero y lechuga romana, con aceite de oliva y mostaza Dijon.

Mini emparedados de queso azul con tocineta frita de cerdo, rodajas de carne angus, lechuga común, cebolla roja, y rocío de vinagreta.

Mini pizzas de harina cuatro ceros, aceite de oliva, salsas napolitana, trozos de pollo al curry, y queso fundido abundante.

Mini crepes de salsa bechamel, con lomo de res finamente picado, y panecillos.

La propuesta de postres encantadora, tres leches y mini tartas de limón.

Arrase con todo, mi prima sonreía a medida que iba devorando en mi afán plato tras plato, me perdí, gozaba tanto el placer que olvide la paciencia para degustar. Sin embargo ella me comprendió.

Primo ya solamente nos resta la noche de hoy, el restaurante que escogí es el "pequeño palacio" muy exclusivo por cierto, reserve desde hace un mes, el chef Rolando se destaca con sus platos de alta cocina de autor, tienen una estrella Michelin, las porciones son exageradamente pequeñas pero vale la pena probar.

Por lo tanto, vístete de corbata, lo amerita el sitio.

El lugar era bastante exótico, con imágenes futuristas tanto en el mobiliario de servicio como en el diseño de restaurante.

Nuestra mesa dispuesta central en el establecimiento facilito la atención y el servicio.

Como entrada seleccione una crema blanca con cilantro y hongos de temporada; para el plato fuerte seleccione lengua en salsa mixta (alcaparra, chile serrano, y aceituna negra), con brotes de cilantro y mermelada de frambuesa congelada en costra de nido.

Mi prima escogió de entrada crema de calabazas; y de fondo un plato de vieiras a la plancha con salsa verde encebollada en su coral.

Los dos solicitamos en adición un risotto mixto de berenjena y zanahoria con base de plátano.

Satisfechos con la calidad de los productos y su presentación más no por su cantidad, salimos del lugar a saciar la necesidad de llenar nuestros estómagos, oportunidad para gozar de la comida callejera nocturna, y tuvimos mucha fortuna.

Primero nos deleitamos con unos panecillos de canela y avena que expendía un moto carrito ambulante de ventas, muy aseado por cierto.

Más delante, logramos el cometido con un puesto de emparedados de carnes, cada uno se comió un triple x, como lo denominaba el vendedor, constaba de carne de res, cerdo y pavo, lechuga, tomate, mostaza, mayonesa todo incluido dentro de un pan blandito de unos 25 centímetros de largo, que acompañamos con una bebida achocolatada caliente.

Y antes de finalizar el tour callejero no dejamos de lado el infaltable perro caliente clásico pequeño con salchicha corriente, cebolla picada, mostaza y salsa de tomate, cada uno consumió dos de esas delicias.

Resuelto el tema de la abundancia culinaria callejera nos devolvimos al apartamento, llegamos pasadas la una de la mañana.

EPÍLOGO

Nos dedicamos a dialogar sobre la experiencia en su conjunto, nos agradecimos mutuamente, y dejamos la despedida para el desayuno, ya que mi viaje era al medio día.

Jacqueline reflexione, he consumido gran cantidad de alimentos variados y diversos, a pesar de ello, no he aumentado de peso, no he sentido ninguna molestia física, y me siento más energético, con mucha fuerza, he logrado avanzar en el diseño y contenido de mis libros y me he divertido mucho, que explicación le das a este fenómeno.

Primo, la respuesta es muy simple, el amor y emociones asociadas constituyen la base de una vida de felicidad y bienestar, quien vive en ese sentimiento vibra alto y atrae siempre lo mejor para su vida y la de los que lo rodean.

Desde que te conozco he sentido ese sentimiento especial por ti y tu familia, por eso cualquier manifestación entre nosotros se sustenta de esta manera.

Entonces, esta semana es producto de esa interacción humana entre nosotros, afecto, cariño, respeto, son vertidos en mi comida, en mis invitaciones a cenar, en los momentos que compartimos dentro o fuera del apartamento, por eso, te sientes bién.

En adición, la comida en si misma, y los espacios que dedicamos a ella, son la fuente de la vida; percibirla, sentirla, amarla, aceptarla, degustarla, acogerla en todas sus formas, variedades, calidades, nos atrae la dicha y el sabor de la vida, por eso sostengo, has y he gozado esta semana de los sabores de la vida.

- Me he sentido feliz, alegre, contenta gracias a tu compañía primo.

- El sentimiento es recíproco.

¿Qué has aprendido?

-De todo un poco:

He reafirmado el profundo sentimiento que nos une.

He recobrado el gusto por la felicidad de comprar, organizar, cocinar, degustar y limpiar, o sea por todo el proceso que rodea nuestra alimentación.

He afinado mis gustos en la selección de los establecimientos que ofertan gastronomía y culinaria de diferentes culturas y naciones.

He mejorado mi capacidad de seleccionar ingredientes y alimentos para cocinar.

He aprendido a cocinar nuevos platos y conocido tendencias novedosas gracias a tu experiencia.

He desarrollado habilidades y capacitación en la planeación, organización, diseño, desarrollo de presupuesto y marketing de un negocio de comida.

He recobrado la pasión por la vida, se ha hecho más intensa, gustosa, jugosa y exquisita.

Y Finalmente he vivido el agrado que un ser puede contagiar a otro cuando lo desea.

-¡Que maravilla!

-Has superado mis expectativas primo.

-Te devuelvo la pregunta Jacky.

Solamente tengo palabras de agradecimiento para ti.

Has inspirado mi ser.

Me has hecho crecer en mis artes.

Has impulsado mi desarrollo humano y personal.

Has sido una gran compañía.

Has creído en mí, y aportado a la implementación de mi idea de negocio gastronómico y culinario.

Me has seguido la idea en cada producto que he diseñado y cocinado.

Soy más feliz y plena gracias a ti, he crecido en mis sabores de vida.

Bueno es hora de dormir, si no mañana no vas a viajar.

Un beso primo, y hasta siempre, mejor dicho hasta dentro de un mes.

Yo madrugo, te dejo el desayuno hecho.

Saludos a tu esposa, hijo y perros.

Pase en vela el resto de la noche, me pareció que a Jacky, le sucedió lo mismo.

Se levanto temprano, estuvo en la cocina, y se fue para su trabajo antes de las siete de la mañana.

A las ocho y media me levante, salí corriendo para la cocina, en busca de la sorpresa del día, estaba acostumbrado.

Así fue, un plato único, caldo de costilla de res, con papa y cilantro, arepas tradicionales.

Sonreí, me lo goce y me fui feliz para el aeropuerto.

Le deje a Jacqueline un corazón dibujado en el espejo de la sala, y un libro autografiado: "Un paseo con Dios: mi entrevista."

GRACIAS